Schulungsbuch für die Grundausbildung zum Permanent Make-up Artist

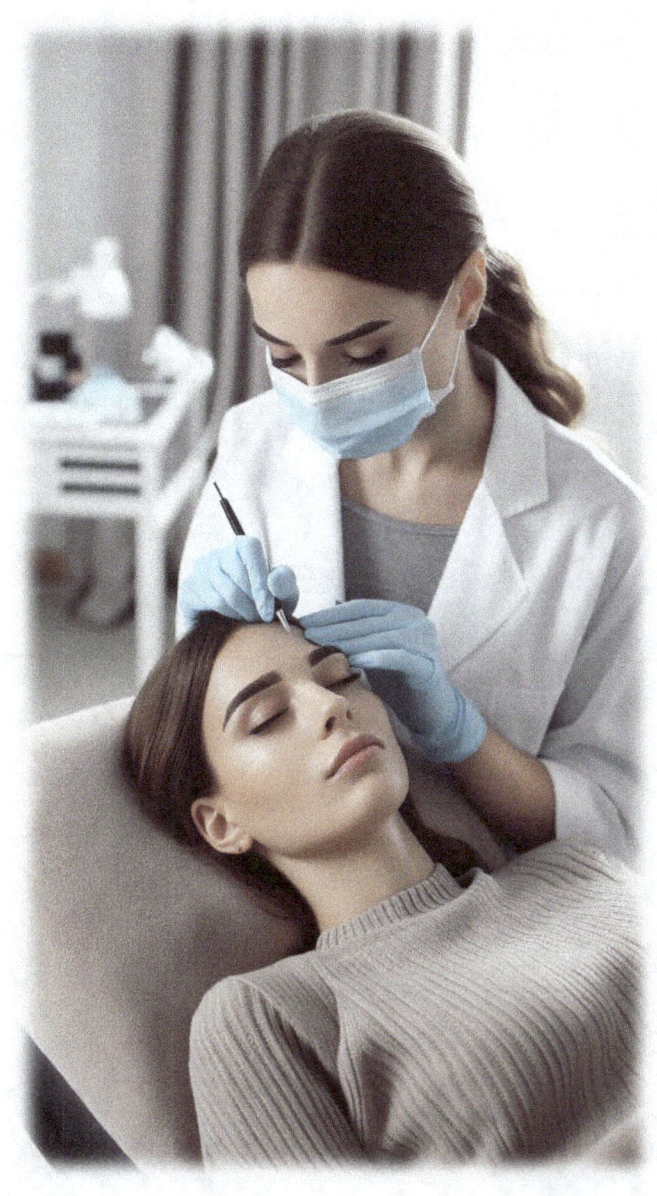

Inhaltsverzeichnis

1. EINFÜHRUNG 6
    Was ist Permanent Make-up? 6
    Geschichte und Entwicklung 6
    Anwendungsbereiche 6
2. HYGIENE UND SICHERHEIT 7
    Hygienestandards und -richtlinien 7
    Arbeitsplatzvorbereitung 7
    Sterilisation von Werkzeugen 7
3. ANATOMIE UND HAUTKUNDE 8
    Aufbau der Haut 8
    Hauttypen und deren Besonderheiten 8
    Hauttyp bestimmen 9
    Hauttypen und Ihre Merkmale 9
    Mögliche Probleme beim Permanent Make-up 11
    Kontraindikationen und Hautprobleme 14
4. FARBENLEHRE 15
    Grundlegende Farbtheorie 15
    Pigmentauswahl und Mischtechniken 16
    Hautuntertöne und Farbauswahl 16
5. WERKZEUGE UND MATERIALIEN 17
    Übersicht der notwendigen Geräte und Werkzeuge 17
    Nadeln und ihre Einsatzmöglichkeiten 18
    Pigmente und deren Zusammensetzung 18
6. TECHNIKEN UND METHODEN 19
    Augenbrauen: Härchenzeichnung, Pudertechnik 19
    Brow Mapping: Schritt-für-Schritt-Anleitung 20
PUDERTECHNIK DER AUGENBRAUEN MIT PERMANENT MAKE-UP 22

Schritt-für-Schritt-Anleitung ***23***

Vorteile der Pudertechnik ***26***

Techniken für die Härchenzeichnung der Augenbrauen mit Permanent Make-up ***27***

Eyeliner: Lidstrich, Wimpernkranzverdichtung ***33***

Pigmentierung des Lidstrichs ***33***

Lippen: Vollschattierung, Konturierung ***39***

Pigmentierung der Lippen ***39***

Tipps und Hinweise ***42***

7. BEHANDLUNGSSCHRITTE 44

Beratung und Vorbereitung ***44***

VORZEICHNEN BEIM PERMANENT MAKE-UP 44

1. Bedeutung des Vorzeichnens ***44***

2. Materialien für das Vorzeichnen ***45***

3. Schritte beim Vorzeichnen ***45***

4. Tipps für das Vorzeichnen ***48***

5. Nach dem Vorzeichnen ***49***

Durchführung der Behandlung ***50***

Nachsorge und Heilungsprozess ***51***

PFLEGEHINWEISE NACH DEM PERMANENT MAKE-UP 51

Unmittelbar nach der Behandlung ***51***

In den ersten Tagen (1-7 Tage) ***52***

In der ersten Woche (7-14 Tage) ***52***

In den ersten Wochen (2-4 Wochen) ***53***

Langfristige Pflege ***53***

Warnsignale ***54***

8. KUNDENKOMMUNIKATION UND BERATUNG 55

Umgang mit Kunden ***55***

  Aufklärung und Erwartungen **55**

  Nachsorgetipps und Problemlösungen **56**

9. MARKETING UND GESCHÄFTSENTWICKLUNG 57

  Aufbau eines Kundenstamms **57**

  Online-Marketing und Social Media **57**

  Rechtliche Aspekte und Versicherung **57**

10. PRAXISBEISPIELE UND ÜBUNGEN 58

  Übungsblätter und Skizzen **58**

FAZIT 66

1. Einführung

Was ist Permanent Make-up?

Permanent Make-up (PMU) ist eine kosmetische Tätowierung, die darauf abzielt, dauerhafte oder semipermanente Pigmente in die Haut zu implantieren, um das Aussehen von Make-up zu simulieren. Es wird häufig zur Betonung von Augenbrauen, Lidstrichen und Lippen verwendet.

Geschichte und Entwicklung

Die Praxis des Permanent Make-up hat ihre Wurzeln in alten Kulturen, wo Tätowierungen als Schönheitsritual und Statussymbol galten. In der modernen Zeit hat sich PMU zu einer spezialisierten Technik entwickelt, die präzise Werkzeuge und spezialisierte Kenntnisse erfordert.

Anwendungsbereiche

- Augenbrauen: Rekonstruktion, Verdichtung, Formkorrektur

- Eyeliner: Dezente Lidstriche, Wimpernkranzverdichtung

- Lippen: Konturierung, Vollschattierung, Farbauffrischung

2. Hygiene und Sicherheit

Hygienestandards und -richtlinien

Hygiene ist im Permanent Make-up von höchster Priorität. Hier sind einige grundlegende Richtlinien:

- Verwendung von Einmalhandschuhen
- Sterile Arbeitsumgebung schaffen
- Desinfektion vor und nach jeder Behandlung

Arbeitsplatzvorbereitung

- Desinfektion der Arbeitsfläche
- Bereitlegen von sterilen Werkzeugen und Materialien
- Persönliche Schutzausrüstung tragen

Sterilisation von Werkzeugen

- Verwendung von Autoklaven zur Sterilisation
- Einmalprodukte verwenden, wo möglich
- Regelmäßige Überprüfung und Wartung der Geräte

3. Anatomie und Hautkunde

Aufbau der Haut

Die Haut besteht aus drei Hauptschichten:

- Epidermis: Oberste Schicht, enthält Melanin

- Dermis: Mittlere Schicht, enthält Kollagen und Elastin

- Subkutis: Unterste Schicht, besteht aus Fettgewebe

Hauttypen und deren Besonderheiten

- Normale Haut: Ausgewogene Talgproduktion

- Trockene Haut: Geringe Talgproduktion, neigt zu Trockenheit

- Ölige Haut: Übermäßige Talgproduktion, neigt zu Akne

- Empfindliche Haut: Reagiert leicht auf äußere Einflüsse

Hauttyp bestimmen

Um den Hauttyp genau zu bestimmen, ist eine gründliche Analyse notwendig. Dies hilft nicht nur bei der Auswahl der geeigneten Pigmente und Techniken, sondern auch bei der Vermeidung möglicher Probleme während und nach der Behandlung. Die folgenden Schritte und Kriterien können dabei helfen:

1. Visuelle Inspektion: Beobachte die Haut unter guter Beleuchtung und nutze ggf. eine Lupe.

2. Fragebogen: Stelle Fragen zu den Hautpflegegewohnheiten, bisherigen Hautproblemen und Empfindlichkeiten.

3. Berührungstest: Teste die Haut auf Trockenheit, Ölproduktion und Empfindlichkeit durch leichtes Berühren.

Hauttypen und Ihre Merkmale

1. Normale Haut:

    o Merkmale: Feine Poren, gleichmäßiger Teint, keine sichtbaren Hautprobleme.

    o Probleme beim PMU: Generell wenige Probleme, kann Pigmente gut aufnehmen und hält sie länger.

2. Trockene Haut:

    - Merkmale: Feine Poren, matte Erscheinung, oft schuppig oder rau.

    - Probleme beim PMU: Kann Pigmente schlechter aufnehmen, neigt zu schnelleren Heilungen und kann dazu führen, dass Pigmente weniger intensiv erscheinen.

3. Ölige Haut:

    - Merkmale: Große Poren, glänzende Oberfläche, neigt zu Akne und Unreinheiten.

    - Probleme beim PMU: Pigmente können sich leichter verteilen oder verschwimmen, höhere Wahrscheinlichkeit von Entzündungen und längerer Heilungszeit.

4. Mischhaut:

    - Merkmale: Kombination aus trockenen und öligen Bereichen, oft ölige T-Zone (Stirn, Nase, Kinn).

    - Probleme beim PMU: Unterschiedliche Reaktionen auf Pigmente in verschiedenen Gesichtsbereichen, ungleichmäßige Farbaufnahme möglich.

5. Empfindliche Haut:

    o Merkmale: Reagiert schnell auf äußere Einflüsse, neigt zu Rötungen und Irritationen.

    o Probleme beim PMU: Höhere Wahrscheinlichkeit von Reizungen und allergischen Reaktionen, erfordert sanftere Techniken und spezielle Pflegeprodukte.

Mögliche Probleme beim Permanent Make-up

Allergische Reaktionen

- Ursachen: Reaktionen auf Pigmente oder Betäubungsmittel.

- Vermeidung: Vorabtests auf Allergien, Verwendung hypoallergener Produkte.

Infektionen

- Ursachen: Unsachgemäße Hygiene, kontaminierte Werkzeuge.

- Vermeidung: Strikte Einhaltung der Hygienestandards, Sterilisation aller Werkzeuge.

Ungleichmäßige Pigmentierung

- Ursachen: Falsche Technik, ungeeignete Pigmentwahl, variierende Hautbeschaffenheit.

- Vermeidung: Ausreichende Schulung und Praxis, sorgfältige Hautanalyse, Anpassung der Technik.

Übermäßige Blutung

- Ursachen: Einnahme blutverdünnender Mittel, empfindliche Haut.

- Vermeidung: Vorgespräch zur Medikamenteneinnahme, sanftere Techniken.

Narbenbildung

- Ursachen: Zu tiefe Pigmentierung, unsachgemäße Nachsorge.

- Vermeidung: Schulung in richtiger Technik, ausführliche Nachsorgeanweisungen.

Farbveränderungen

- Ursachen: Sonnenexposition, Hautchemie, ungeeignete Pigmente.

- Vermeidung: Verwendung hochwertiger, UV-beständiger Pigmente, Beratung zur Pflege nach der Behandlung.

Schmerzen und Unwohlsein

- Ursachen: Empfindliche Haut, unzureichende Betäubung.

- Vermeidung: Verwendung effektiver Betäubungsmittel, sanfte Techniken.

Lange Heilungszeit

- Ursachen: Individuelle Hautreaktionen, mangelnde Nachsorge.

- Vermeidung: Ausführliche Beratung zur Nachsorge, Geduld und Aufmerksamkeit während des Heilungsprozesses.

Kontraindikationen und Hautprobleme

- Allergien: Vor der Behandlung testen

- Hautinfektionen: Behandlung verschieben

- Narbengewebe: Vorsichtige Pigmentierung notwendig

Fazit

Die Bestimmung des Hauttyps und das Verständnis möglicher Probleme beim Permanent Make-up sind entscheidend für den Erfolg der Behandlung. Durch sorgfältige Analyse, individuelle Anpassung der Technik und Einhaltung der Hygienestandards kann die Zufriedenheit der Kunden maximiert und das Risiko von Komplikationen minimiert werden.

4. Farbenlehre

Grundlegende Farbtheorie

- Primärfarben: Rot, Gelb, Blau

- Sekundärfarben: Grün, Orange, Violett (Mischung der Primärfarben)

- Komplementärfarben: Farben, die sich im Farbkreis gegenüberliegen und zusammen harmonieren

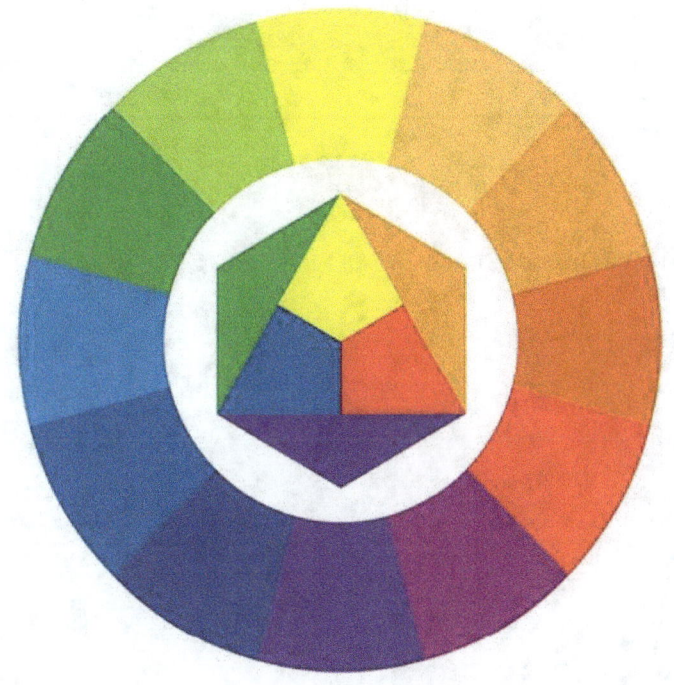

Pigmentauswahl und Mischtechniken

- Helle Hauttypen: Hellere, natürlichere Töne

- Dunklere Hauttypen: Intensivere, kräftigere Farben

- Mischtechniken: Anpassung der Pigmente an individuelle Hauttöne

Hautuntertöne und Farbauswahl

- Kühle Untertöne: Rosige, bläuliche Haut

- Warme Untertöne: Gelbliche, goldene Haut

- Neutrale Untertöne: Kombination aus beiden

5. Werkzeuge und Materialien

Übersicht der notwendigen Geräte und Werkzeuge

- Pigmentiergerät: Präzises Gerät für die Pigmentimplantation

- Nadeln: Verschiedene Nadeldicken für unterschiedliche Techniken

- Pigmente: Hochwertige, allergiegetestete Farben

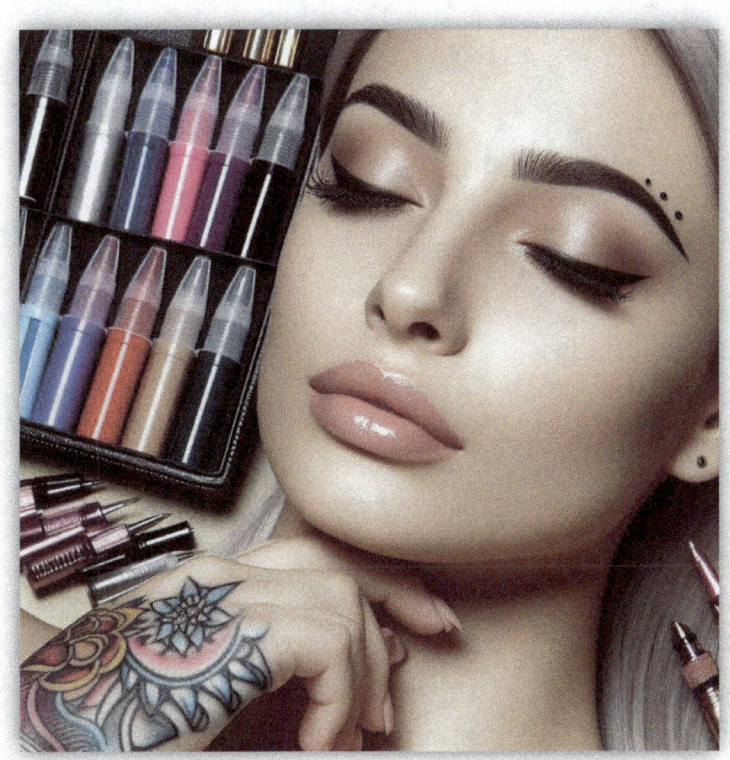

Nadeln und ihre Einsatzmöglichkeiten

- Feine Nadeln: Detailarbeit, Härchenzeichnung

- Breitere Nadeln: Flächenfüllung, Schattierungen

Pigmente und deren Zusammensetzung

- Organische Pigmente: Natürliche, hautverträgliche Farben

- Anorganische Pigmente: Langlebigere, kräftigere Farben

6. Techniken und Methoden

Augenbrauen: Härchenzeichnung, Pudertechnik

- Härchenzeichnung: Natürliche, feine Striche zur Simulation echter Härchen

- Pudertechnik: Weiche, schattierte Augenbrauen für einen pudrigen Look

Brow Mapping: Schritt-für-Schritt-Anleitung

Brow Mapping ist eine Technik, die verwendet wird, um die ideale Form der Augenbrauen zu bestimmen, bevor mit Permanent Make-up begonnen wird. Hier sind die Schritte und ein Bild, das den Prozess illustriert:

- ✓ Vorbereitung und Materialien:

    - Ein Stift oder ein Augenbrauenstift zum Zeichnen.
    - Ein Lineal oder eine Messschablone.
    - Wattestäbchen oder Make-up-Entferner für Korrekturen.

- ✓ Schritt 1: Ausgangspunkt der Augenbraue bestimmen:

    - Halte den Stift senkrecht am Nasenflügel entlang nach oben. Der Punkt, an dem der Stift die Augenbraue trifft, ist der Ausgangspunkt der Augenbraue.

- ✓ Schritt 2: Höchster Punkt des Brauenbogens bestimmen:

    - Halte den Stift von der Nasenseite über die Mitte des Auges. Der Punkt, an dem der Stift die Augenbraue trifft, ist der höchste Punkt des Brauenbogens.

- ✓ Schritt 3: Endpunkt der Augenbraue bestimmen:

    - o Halte den Stift von der Nasenseite zum äußeren Augenwinkel. Der Punkt, an dem der Stift die Augenbraue trifft, ist der Endpunkt der Augenbraue.

- ✓ Schritt 4: Verbinden der Punkte:

    - o Zeichne Linien, die die Punkte verbinden. Diese Linien definieren die Form der Augenbraue.

- ✓ Schritt 5: Untere und obere Brauenlinie:

    - o Wiederhole den Vorgang und zeichne die untere und obere Linie der Augenbraue, um die Dicke und Form zu bestimmen.

- ✓ Schritt 6: Symmetrie überprüfen:

    - o Vergleiche beide Augenbrauen und stelle sicher, dass sie symmetrisch sind. Korrigiere bei Bedarf.

Bild zur Veranschaulichung:

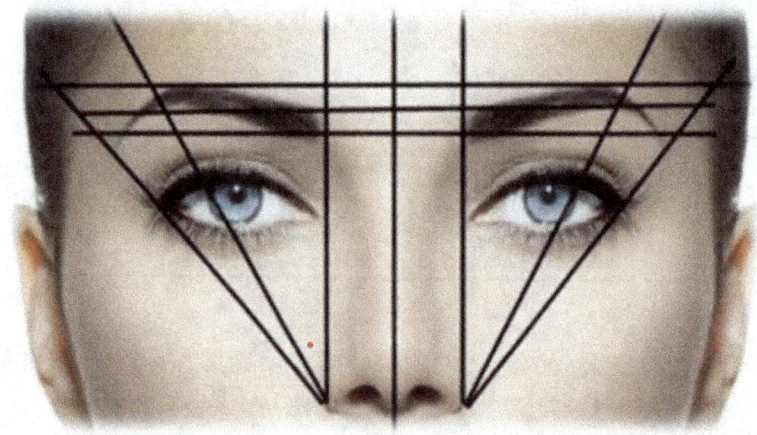

Durch Brow Mapping wird eine präzise und symmetrische Form der Augenbrauen gewährleistet, die den individuellen Gesichtsmerkmalen entspricht. Dies ist ein entscheidender Schritt, um natürliche und ästhetisch ansprechende Ergebnisse im Permanent Make-up zu erzielen.

Pudertechnik der Augenbrauen mit Permanent Make-up

Die Pudertechnik ist eine beliebte Methode im Bereich des Permanent Make-up, um Augenbrauen einen sanften, natürlichen und gepuderten Look zu verleihen. Sie ist ideal für Kunden, die eine dezente, weiche Augenbrauenzeichnung bevorzugen, die aussieht, als ob sie leicht mit einem Augenbrauenpuder gefüllt wurde.

Schritt-für-Schritt-Anleitung

1. Beratung und Planung

- Erstgespräch: Bespreche die Wünsche und Vorstellungen des Kunden. Analysiere die Gesichtszüge und die natürliche Augenbrauenform.

- Vorzeichnen: Zeichne die gewünschte Form mit einem Augenbrauenstift vor. Stelle sicher, dass der Kunde mit der Form und dem Design zufrieden ist, bevor du mit der Pigmentierung beginnst.

2. Vorbereitung

- Hygiene: Bereite den Arbeitsplatz vor, desinfiziere alle Werkzeuge und trage Einmalhandschuhe.

- Anästhesie: Trage eine betäubende Creme auf die Augenbrauen auf, um den Komfort des Kunden zu erhöhen.

3. Auswahl der Pigmente

- Farbwahl: Wähle die Pigmente, die am besten zum Hauttyp und zur Haarfarbe des Kunden passen. Mische die Pigmente, um den gewünschten Farbton zu erreichen.

- Hautunterton: Berücksichtige den Hautunterton des Kunden, um ein natürliches Ergebnis zu erzielen.

4. Pigmentierungstechnik

- Gerät und Nadel: Verwende ein Pigmentiergerät mit einer feinen Nadel, die für die Pudertechnik geeignet ist.

- Bewegung: Arbeite mit einer gleichmäßigen, kreisenden oder tupfenden Bewegung, um die Pigmente sanft in die Haut einzubringen. Die Bewegung sollte leicht und locker sein, um eine weiche Schattierung zu erzielen.

- Schichtweise Arbeiten: Trage die Pigmente schichtweise auf, um die gewünschte Intensität zu erreichen. Beginne mit einer leichten Schicht und baue die Farbe nach und nach auf.

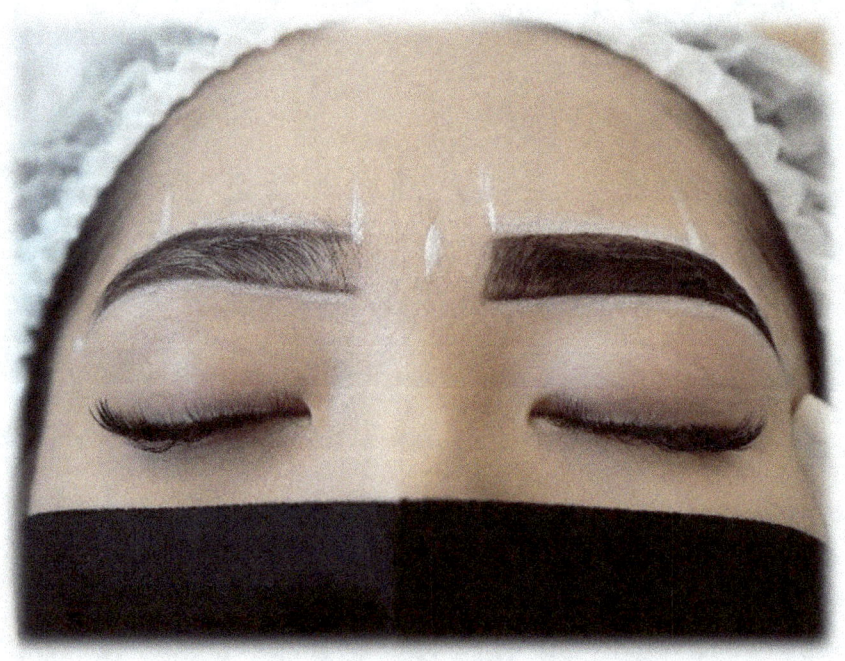

6. Kontrolle und Anpassung

- Überprüfung: Kontrolliere regelmäßig das Ergebnis, um sicherzustellen, dass die Schattierung gleichmäßig und symmetrisch ist.

- Korrekturen: Führe bei Bedarf Korrekturen durch, um die Form zu perfektionieren und Unregelmäßigkeiten zu vermeiden.

7. Nachsorge

- Pflegehinweise: Gib dem Kunden klare Anweisungen zur Pflege der behandelten Stellen. Empfehle eine spezielle Aftercare-Creme und erkläre, wie sie anzuwenden ist.

- Heilungsprozess: Informiere den Kunden über den Heilungsprozess. Die Augenbrauen werden in den ersten Tagen dunkler erscheinen und sich dann leicht abschälen, wodurch die endgültige Farbe sichtbar wird.

- Nachbehandlung: Plane einen Kontrolltermin nach etwa 4-6 Wochen ein, um das Ergebnis zu überprüfen und eventuelle Nachkorrekturen vorzunehmen.

Vorteile der Pudertechnik

- Natürlicher Look: Die Pudertechnik erzeugt einen weichen, natürlichen Look, der wie leicht aufgetragenes Augenbrauenpuder aussieht.

- Vielseitigkeit: Geeignet für verschiedene Hauttypen und Altersgruppen, besonders für Kunden mit dünnen oder spärlichen Augenbrauen.

- Langlebigkeit: Die Schattierung hält mehrere Jahre und verblasst gleichmäßig, was regelmäßige Auffrischungen ermöglicht.

Fazit

Die Pudertechnik ist eine effektive Methode, um Augenbrauen mit Permanent Make-up zu verschönern und ihnen einen natürlichen, gepuderten Look zu verleihen. Mit der richtigen Technik und sorgfältiger Vorbereitung kannst du beeindruckende Ergebnisse erzielen und deine Kunden zufriedenstellen.

Techniken für die Härchenzeichnung der Augenbrauen mit Permanent Make-up

Die Härchenzeichnung ist eine der präzisesten und natürlichsten Methoden im Permanent Make-up, um Augenbrauen zu betonen und zu formen. Dabei werden feine, haarähnliche Striche in die Haut tätowiert, um den natürlichen Augenbrauen-Haaren zu ähneln. Hier sind die wichtigsten Techniken und Schritte zur Durchführung dieser Methode:

1. Vorbereitung

    Hautanalyse und Beratung:

    - Beurteilung des Hauttyps und der Hautbeschaffenheit.

    - Klärung der Wünsche und Erwartungen des Kunden.

    - Aufklärung über den Ablauf und die Pflege nach der Behandlung.

Formgebung:

- Vorzeichnen der gewünschten Augenbrauenform mit einem abwaschbaren Stift.

- Abstimmung der Form und Farbe mit dem Kunden.

Hygienische Maßnahmen:

- Desinfektion der Behandlungsfläche und der Haut.

- Verwendung von sterilen Einweghandschuhen und Werkzeugen.

2. Auswahl der richtigen Nadeln und Pigmente

Nadeln:

- Verwenden von extrem feinen Nadeln, meist Einzelnadeln oder Mikronadeln, um dünne, haarähnliche Linien zu erzeugen.

Pigmente:

- Auswahl von hochwertigen, hypoallergenen Pigmenten.

- Farbauswahl entsprechend dem natürlichen Haar- und Hautton des Kunden.

3. Härchenzeichnungstechniken

Manuelle Methode (Microblading):

- Verwenden eines Handwerkzeugs mit einer Klinge aus mehreren feinen Nadeln.

- Erzeugen von kleinen, präzisen Schnitten in die Haut, die wie natürliche Haarstriche aussehen.

- Einbringen des Pigments in die Schnitte.

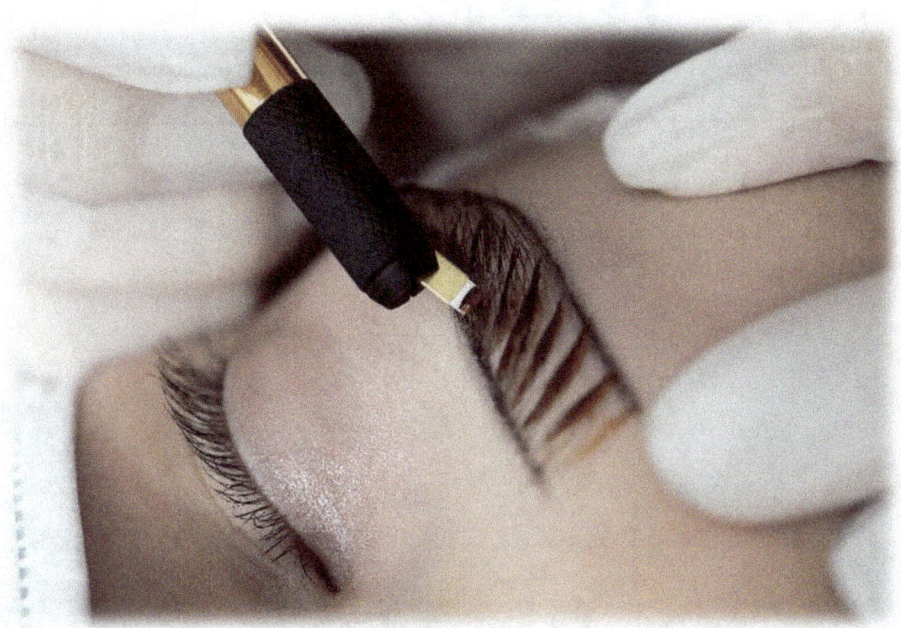

Maschinelle Methode:

- Nutzung eines Pigmentiergeräts mit extrem feinen Nadeln.

- Anpassung der Nadelgeschwindigkeit und -tiefe je nach Hauttyp und gewünschtem Ergebnis.

- Zeichnen der Haarstriche in einer fließenden Bewegung.

Hybrid-Technik:

- Kombination aus manueller und maschineller Methode.

- Verwenden von Microblading für die vorderen und feineren Härchen.

- Einsatz der Maschine für dichtere und stärkere Bereiche der Augenbraue.

4. Anwendung der Härchenzeichnung

Richtungsanpassung:

- Berücksichtigen der natürlichen Wuchsrichtung der Augenbrauenhaare.

- Zeichnen der Striche in verschiedenen Winkeln, um eine natürliche Dichte und Form zu erzeugen.

Schichttechnik:

- Arbeiten in Schichten, um Tiefe und Dimension zu schaffen.

- Erzeugen einer mehrdimensionalen Wirkung durch unterschiedliche Druckstärken und Farbtiefen.

Druckanpassung:

- Variieren des Drucks, um die Intensität der Pigmente zu kontrollieren.

- Leichter Druck für feinere Linien und stärkerer Druck für intensivere Farben.

5. Heilung

Heilungsprozess:

- Die behandelte Stelle wird zunächst dunkler erscheinen, verblasst aber während des Heilungsprozesses.

- Eventuelle Krustenbildung sollte nicht abgekratzt werden, um das Ergebnis nicht zu beeinträchtigen.

- Eine Nachbehandlung nach etwa 4-6 Wochen kann erforderlich sein, um das endgültige Ergebnis zu optimieren.

Fazit

Die Härchenzeichnung der Augenbrauen ist eine anspruchsvolle Technik im Permanent Make-up, die eine präzise Handhabung und ein gutes Verständnis für die natürlichen Wachstumsrichtungen und Strukturen der Augenbrauen erfordert. Durch die sorgfältige Auswahl der Nadeln und Pigmente sowie die richtige Anwendung der Techniken kann ein sehr natürliches und ästhetisch ansprechendes Ergebnis erzielt werden. Mit der richtigen Pflege und Nachsorge können die Kunden langfristig von schönen und natürlich wirkenden Augenbrauen profitieren.

Eyeliner: Lidstrich, Wimpernkranzverdichtung

- Lidstrich: Präziser, intensiver Lidstrich für einen markanten Look

- Wimpernkranzverdichtung: Dezente Pigmentierung zwischen den Wimpern für vollere Wimpern

Pigmentierung des Lidstrichs

Die Pigmentierung des Lidstrichs (Eyeliner) ist eine beliebte Technik im Permanent Make-up, die darauf abzielt, die Augen zu betonen und ihnen mehr Ausdruck zu verleihen. Diese Behandlung erfordert Präzision, Sorgfalt und Kenntnisse über die Augenanatomie. Im Folgenden werden die einzelnen Schritte der Pigmentierung des Lidstrichs beschrieben.

1. Vorbereitung

Kundenberatung

- Erstgespräch: Besprechung der gewünschten Ergebnisse und Stilrichtungen (klassischer Lidstrich, Smokey-Effekt, Wimpernkranzverdichtung).

- Hautanalyse: Überprüfung der Haut um die Augen auf mögliche Kontraindikationen wie Allergien oder Hauterkrankungen.

- Entwurf: Vorzeichnen des Lidstrichs mit einem abwaschbaren Stift, um Form und Dicke mit dem Kunden abzustimmen.

Arbeitsplatzvorbereitung

- Hygiene: Desinfektion der Arbeitsfläche und Vorbereitung steriler Instrumente.

- Schutzausrüstung: Tragen von Einweghandschuhen, Maske und ggf. Schutzbrille.

- Materialien: Bereitlegen des Pigmentiergeräts, passender Nadeln und ausgewählter Pigmente.

2. Durchführung

Betäubung

- Anästhesie: Anwendung eines lokal betäubenden Gels oder Sprays auf das Augenlid, um Schmerzen während der Behandlung zu minimieren.

Pigmentierung

- Pigmentiergerät: Auswahl eines geeigneten Pigmentiergeräts und Nadel.

- Technik:

    o Wimpernkranzverdichtung: Feine Pigmentierung entlang des Wimpernkranzes für einen dezenten Effekt.

    o Klassischer Lidstrich: Präzise Linienführung entlang des oberen Augenlids, beginnend am inneren Augenwinkel bis zum äußeren Augenwinkel. Auf Wunsch kann der Lidstrich nach außen hin verdickt oder verlängert werden.

    o Smokey-Effekt: Verwendung von Schattiertechniken für einen weicheren, rauchigen Look.

- Pigmente: Anwendung hochwertiger, allergiegetesteter Pigmente, die zur Hautfarbe und zum gewünschten Ergebnis passen.

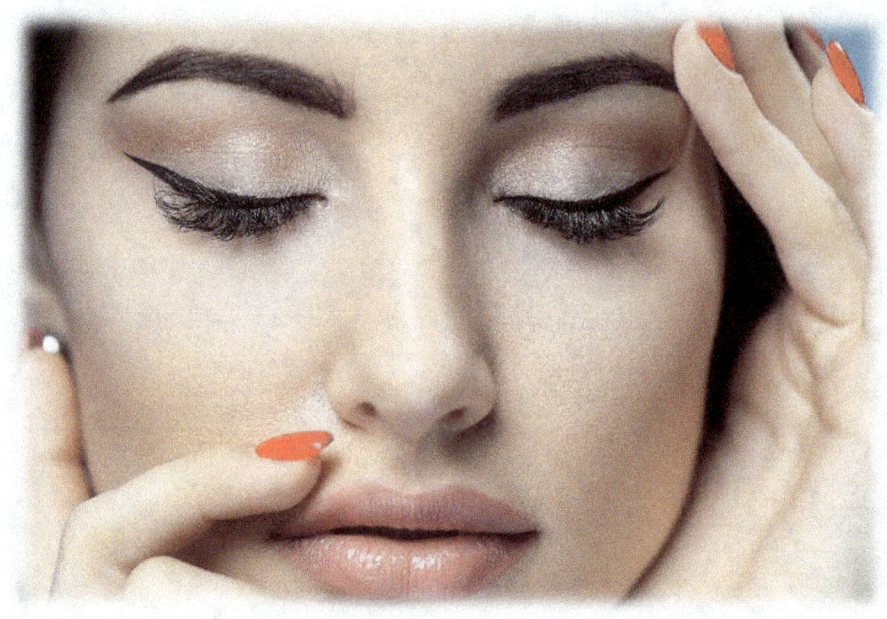

Nachkontrolle

- Überprüfung: Überprüfung der Pigmentierung auf Gleichmäßigkeit und Vollständigkeit.

- Korrektur: Eventuelle Nachkorrekturen durchführen, um ein perfektes Ergebnis zu erzielen.

3. Nachsorge

Pflegehinweise

- Reinigung: Sanfte Reinigung der behandelten Augenpartie, um Infektionen zu vermeiden.

- Pflegeprodukte: Empfehlung spezieller Pflegeprodukte zur Unterstützung der Heilung (z. B. beruhigende Cremes oder Salben).

- Vermeidung: Hinweise, Reibung, Make-up und intensive Sonneneinstrahlung in den ersten Tagen zu vermeiden.

Heilungsprozess

- Heilung: Die vollständige Heilung dauert in der Regel 4-6 Wochen. Während dieser Zeit kann es zu leichten Schwellungen oder Krustenbildung kommen.

- Nachbehandlung: Eine Nachkontrolle nach etwa 4-6 Wochen wird empfohlen, um das Ergebnis zu überprüfen und eventuell notwendige Nachbesserungen vorzunehmen.

Wichtige Hinweise

- Sicherheit: Die Augen sind empfindliche Organe, daher ist besondere Vorsicht und Hygiene erforderlich.
- Kundenaufklärung: Kunden sollten umfassend über den Ablauf, die Pflege und mögliche Risiken informiert werden.

- Schulung: Nur gut ausgebildete und zertifizierte Permanent Make-up Artists sollten diese Behandlung durchführen.

Die Pigmentierung des Lidstrichs kann die Augenpartie wirkungsvoll betonen und das tägliche Make-up erleichtern. Mit einer sorgfältigen und präzisen Durchführung wird ein langanhaltendes und ästhetisch ansprechendes Ergebnis erzielt.

Lippen: Vollschattierung, Konturierung

- Vollschattierung: Gleichmäßige Farbverteilung auf den Lippen

- Konturierung: Betonung der Lippenkontur für definierte Lippen

Pigmentierung der Lippen

Die Pigmentierung der Lippen mit Permanent Make-up ist eine Technik, die verwendet wird, um die Lippenfarbe zu verbessern, die Lippenkontur zu definieren und ein volleres Aussehen zu erzeugen. Diese Methode bietet eine dauerhafte Lösung für diejenigen, die ihre Lippen ästhetisch ansprechender gestalten möchten. Hier sind die detaillierten Schritte und Überlegungen für die Lippenpigmentierung:

1. Vorbereitung und Beratung

- Beratungsgespräch

Vor der Behandlung findet ein ausführliches Beratungsgespräch mit dem Kunden statt. Hierbei werden die Wünsche und Erwartungen des Kunden besprochen und mögliche Farben und Techniken erklärt. Auch die medizinische Vorgeschichte und eventuelle Allergien werden erfragt.

- b. Vorzeichnung und Farbauswahl

Basierend auf den Kundenwünschen und der natürlichen Lippenfarbe wird eine Vorzeichnung gemacht. Die Lippenkontur und der Farbton werden besprochen und abgestimmt. Oft werden verschiedene Farbmuster auf die Lippen aufgetragen, um die beste Wahl zu treffen.

2. Anästhesie

Eine lokale Betäubung wird auf die Lippen aufgetragen, um den Schmerz während der Pigmentierung zu minimieren. In der Regel werden betäubende Cremes verwendet, die 20-30 Minuten einwirken müssen.

3. Durchführung der Pigmentierung

- Reinigung und Desinfektion

Die Lippen und die umliegende Haut werden gründlich gereinigt und desinfiziert, um Infektionen zu vermeiden.

- Pigmentierungstechniken

  o Konturierung

Zuerst wird die Lippenkontur pigmentiert. Dies hilft, die Form der Lippen zu definieren und eventuelle Asymmetrien auszugleichen. Eine feine Nadel wird verwendet, um die Kontur präzise zu zeichnen.

  o Vollschattierung

Nach der Konturierung wird die gesamte Lippenfläche schattiert. Hierbei werden verschiedene Nadeln und Techniken eingesetzt, um eine gleichmäßige Farbverteilung zu erreichen. Dies kann durch gleichmäßige Bewegungen oder eine Punktierungstechnik erfolgen.

  o Ombre-Technik

Eine moderne Technik, bei der die Farbe von der Lippenkontur zur Mitte hin verblasst. Dies gibt den Lippen ein natürliches, dreidimensionales Aussehen.

- Schichtung

Um eine intensive und langanhaltende Farbe zu erzielen, wird oft in mehreren Schichten gearbeitet. Zwischen den Schichten werden die Lippen immer wieder gereinigt, und es wird überprüft, ob die Pigmente gleichmäßig eingearbeitet sind.

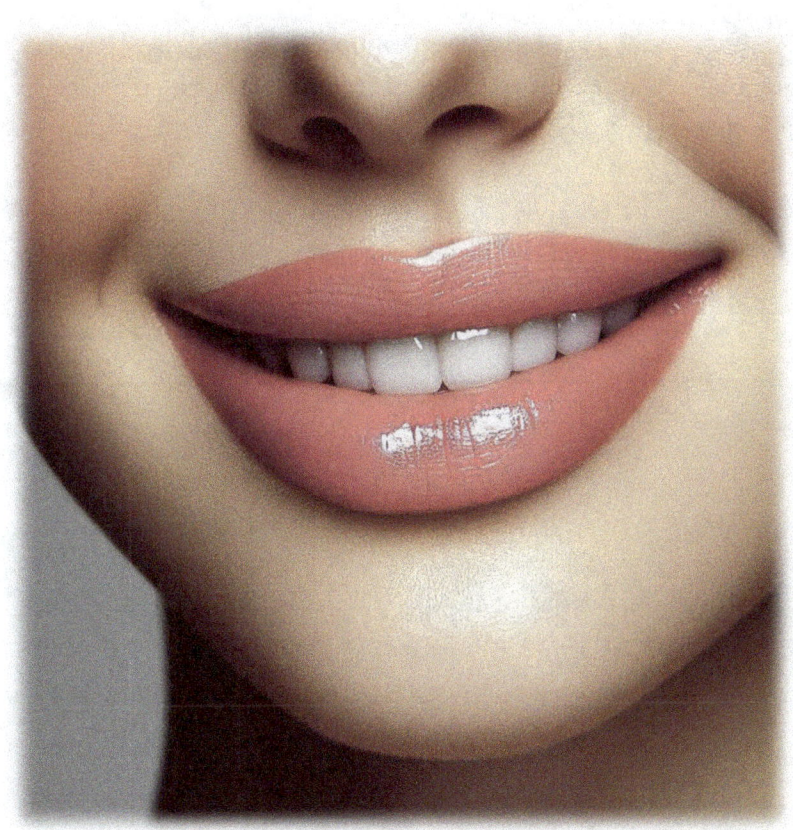

4. Nachbehandlung

- Reinigung und Pflege

Nach der Behandlung werden die Lippen erneut gereinigt und eine beruhigende Salbe aufgetragen. Der Kunde erhält Anweisungen zur Pflege der Lippen in den nächsten Tagen.

- Heilungsprozess

Die Lippen brauchen in der Regel 4-6 Wochen, um vollständig zu heilen. In dieser Zeit muss der Kunde einige Vorsichtsmaßnahmen beachten:

  o Vermeidung von intensiver Sonneneinstrahlung
  o Kein übermäßiges Berühren oder Reiben der Lippen
  o Nutzung der empfohlenen Pflegeprodukte

- Nachsorge und Auffrischung

Es kann notwendig sein, nach der Heilungsphase eine Nachbehandlung durchzuführen, um die Farbe zu intensivieren oder kleine Korrekturen vorzunehmen.

Tipps und Hinweise

- Wahl der Pigmente: Die Wahl der richtigen Pigmente ist entscheidend für das Endergebnis. Organische Pigmente neigen dazu, natürlicher auszusehen, während anorganische Pigmente langlebiger sein können.

- Hauttyp und Lippenstruktur: Jeder Hauttyp und jede Lippenstruktur reagiert unterschiedlich auf die Pigmente. Daher ist eine individuelle Anpassung notwendig.

- Regelmäßige Auffrischungen: Permanent Make-up ist nicht vollständig dauerhaft. Es wird empfohlen, die Lippen alle 1-2 Jahre auffrischen zu lassen, um die Farbe und Form zu erhalten.

Fazit

Die Lippenpigmentierung mit Permanent Make-up erfordert Präzision, künstlerisches Geschick und ein tiefes Verständnis der Hautstruktur. Mit der richtigen Technik und Pflege können beeindruckende und langanhaltende Ergebnisse erzielt werden.

7. Behandlungsschritte

Beratung und Vorbereitung

- Erstgespräch: Aufklärung über den Ablauf und mögliche Ergebnisse

- Hautanalyse: Bestimmung des Hauttyps und eventueller Probleme

- Entwurf: Vorzeichnen der gewünschten Form

Vorzeichnen beim Permanent Make-up

Das Vorzeichnen ist ein entscheidender Schritt im Permanent Make-up-Prozess. Es dient dazu, die gewünschte Form und Position der Pigmentierung präzise festzulegen und sicherzustellen, dass das Endergebnis den Erwartungen des Kunden entspricht. Ein gut durchgeführtes Vorzeichnen gibt sowohl dem Kunden als auch dem Künstler Sicherheit und Klarheit über den Behandlungsablauf.

1. Bedeutung des Vorzeichnens

- Visualisierung: Das Vorzeichnen hilft dem Kunden, sich das endgültige Ergebnis besser vorzustellen.

- Kommunikation: Es ermöglicht eine klare Kommunikation zwischen Kunde und Künstler, um Missverständnisse zu vermeiden.

- Präzision: Ein sorgfältiges Vorzeichnen stellt sicher, dass die Pigmentierung exakt an den gewünschten Stellen erfolgt.

2. Materialien für das Vorzeichnen

- Stift: Spezielle Vorzeichenstifte oder abwaschbare Eyeliner-Stifte, die leicht zu entfernen sind.

- Lineal oder Schablonen: Zur präzisen Messung und Symmetrieprüfung.

- Brow Mapping Tools: Werkzeuge zur Vermessung und Gestaltung der Augenbrauen.

- Spiegel: Ein großer Spiegel, damit der Kunde das Vorzeichnen gut sehen und beurteilen kann.

3. Schritte beim Vorzeichnen

Vorbereitung

- Gespräch: Besprechen Sie ausführlich die Wünsche und Erwartungen des Kunden.

- Hautreinigung: Reinigen Sie die zu behandelnde Hautpartie gründlich.

- Analyse: Untersuchen Sie die Gesichtsanatomie und den Hauttyp des Kunden.

Vorzeichnen der Augenbrauen

1. Brow Mapping:
   - Bestimmen Sie die idealen Punkte für den Anfang, den höchsten Punkt und das Ende der Augenbrauen.
   - Verwenden Sie Brow Mapping Tools oder ein Lineal für präzise Messungen.

2. Formgebung:
   - Zeichnen Sie die gewünschte Form der Augenbrauen mit einem Vorzeichenstift nach.
   - Achten Sie darauf, dass die Form symmetrisch und harmonisch zum Gesicht passt.

3. Korrekturen:
   - Überprüfen Sie die Form gemeinsam mit dem Kunden im Spiegel.
   - Nehmen Sie notwendige Anpassungen vor, bis der Kunde zufrieden ist.

Vorzeichnen des Eyeliners

1. Lidstrich:
     - Markieren Sie den Verlauf des Lidstrichs entlang der natürlichen Wimpernlinie.

     - Passen Sie die Dicke und Länge des Lidstrichs an die Augenform und den Wunsch des Kunden an.

2. Kontrolle:
     - Lassen Sie den Kunden die Augen öffnen und schließen, um sicherzustellen, dass der Lidstrich in beiden Zuständen gut aussieht.

     - Machen Sie eventuell erforderliche Korrekturen.

Vorzeichnen der Lippen

1. Kontur:
     - Zeichnen Sie die natürliche Lippenkontur nach und erweitern oder korrigieren Sie sie nach Wunsch des Kunden.

     - Verwenden Sie einen Spiegel zur gemeinsamen Überprüfung mit dem Kunden.

2. Füllung:
    - Markieren Sie den Bereich, der schattiert oder voll ausgefüllt werden soll.
    - Achten Sie darauf, dass die Form symmetrisch und gleichmäßig ist.

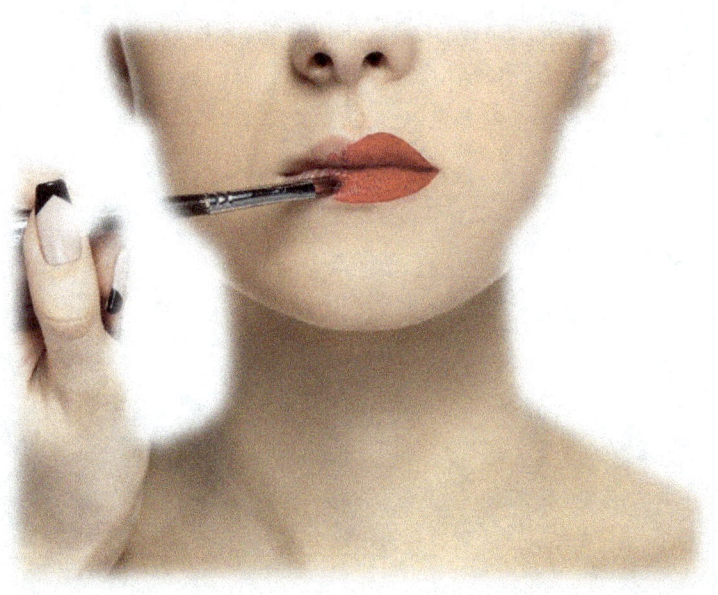

4. Tipps für das Vorzeichnen

- Geduld: Nehmen Sie sich ausreichend Zeit für das Vorzeichnen. Es ist ein entscheidender Schritt, der nicht überstürzt werden sollte.

- Kommunikation: Halten Sie ständig Rücksprache mit dem Kunden und fragen Sie nach Feedback.

- Anpassungen: Seien Sie flexibel und bereit, Anpassungen vorzunehmen, bis der Kunde zufrieden ist.

- Symmetrie: Verwenden Sie Hilfsmittel wie Schablonen und Lineale, um Symmetrie und Genauigkeit sicherzustellen.

- Lichtverhältnisse: Arbeiten Sie bei guten Lichtverhältnissen, um jedes Detail genau sehen zu können.

5. Nach dem Vorzeichnen

- Bestätigung: Lassen Sie sich die gezeichnete Form vom Kunden bestätigen.

- Fixierung: Verwenden Sie ein Fixierspray, um das Vorzeichnen während der Behandlung zu erhalten.

- Dokumentation: Machen Sie Fotos von der vorgezeichneten Form für die Dokumentation und spätere Referenz.

Fazit

Das Vorzeichnen ist ein wesentlicher Bestandteil des Permanent Make-Up-Prozesses. Es gewährleistet Präzision und Kundenzufriedenheit und bildet die Grundlage für ein erfolgreiches Ergebnis.

Durchführung der Behandlung

- Anästhesie: Lokale Betäubung für schmerzfreie Behandlung

- Pigmentierung: Sorgfältige Implantation der Pigmente

  1. Geräteeinstellung: Einstellung des Pigmentiergeräts auf die geeignete Geschwindigkeit und Nadeltiefe, abhängig von der Hautbeschaffenheit und der gewünschten Technik.

  2. Pigmentaufnahme: Aufnehmen der Pigmente mit der Nadel durch leichtes Eintauchen in das Pigmentbehältnis.

  3. Pigmentierung: Sorgfältige Implantation der Pigmente in die Haut. Dabei wird die Nadel in gleichmäßigen Bewegungen geführt, um eine gleichmäßige Verteilung der Pigmente zu gewährleisten.

- Kontrolle: Überprüfung und Korrektur nach Bedarf

Nachsorge und Heilungsprozess

- Pflegehinweise: Anweisungen zur Pflege der behandelten Stellen

- Heilungszeit: Typischerweise 4-6 Wochen

- Nachbehandlung: Eventuelle Nachkorrekturen nach der Heilung

Pflegehinweise nach dem Permanent Make-up

Nach einer Permanent Make-up-Behandlung ist die richtige Nachsorge entscheidend für ein optimales Ergebnis und eine schnelle Heilung.

<u>Hier sind detaillierte Pflegehinweise, die Sie Ihren Kunden mitgeben können:</u>

Unmittelbar nach der Behandlung

1. Kühlen: Tragen Sie sanft eine kühlende Kompresse oder ein Gelpad auf die behandelte Stelle auf, um Schwellungen zu reduzieren. Vermeiden Sie direktes Eis auf der Haut.

2. Nicht berühren: Vermeiden Sie es, die behandelte Stelle mit den Händen zu berühren, um Infektionen zu verhindern.

In den ersten Tagen (1-7 Tage)

1. Reinigung: Reinigen Sie die behandelte Stelle vorsichtig mit einem milden, antibakteriellen Reinigungstuch oder einer sanften Seifenlösung. Tupfen Sie die Stelle trocken, reiben Sie nicht.

2. Pflegecreme: Tragen Sie eine dünne Schicht der vom Permanent Make-up Artist empfohlenen Pflegecreme auf, um die Haut feucht zu halten und die Heilung zu fördern.

3. Kein Make-Up: Vermeiden Sie das Auftragen von dekorativer Kosmetik auf der behandelten Stelle, um Irritationen und Infektionen zu vermeiden.

4. Kein Wasser: Vermeiden Sie direkte Wassereinwirkung auf die behandelte Stelle. Duschen Sie vorsichtig und vermeiden Sie, dass Seifen oder Shampoos die behandelte Stelle berühren.

In der ersten Woche (7-14 Tage)

1. Sonnenschutz: Vermeiden Sie direkte Sonneneinstrahlung und Solariumbesuche. Wenn ein Aufenthalt in der Sonne unvermeidbar ist, tragen Sie eine Sonnencreme mit hohem Lichtschutzfaktor (LSF 50) auf.

2. Keine Sauna oder Schwimmbad: Vermeiden Sie den Besuch von Saunen, Schwimmbädern und Whirlpools, um das Eindringen von Bakterien zu verhindern.

3. Schorfbildung: Es ist normal, dass sich Krusten oder Schorf bilden. Kratzen oder ziehen Sie nicht daran, um Narbenbildung und Pigmentverlust zu vermeiden.

In den ersten Wochen (2-4 Wochen)

1. Keine starken Hautpflegeprodukte: Vermeiden Sie die Anwendung von Peelings, Säuren (z.B. Retinol, AHA, BHA) oder stark parfümierten Produkten auf oder in der Nähe der behandelten Stelle.

2. Weiterhin Sonnenschutz: Schützen Sie die behandelte Stelle weiterhin vor der Sonne mit einer Sonnencreme mit hohem Lichtschutzfaktor.

3. Regelmäßige Pflege: Tragen Sie weiterhin die empfohlene Pflegecreme auf, um die Haut geschmeidig zu halten und die Heilung zu unterstützen.

Langfristige Pflege

1. Regelmäßige Auffrischungen: Je nach Hauttyp und Lebensstil sollte das Permanent Make-up alle 1-2 Jahre aufgefrischt werden, um die Farben lebendig zu halten.

2. Sonnenschutz: Tragen Sie immer Sonnenschutz auf die behandelte Stelle auf, um das Verblassen der Pigmente zu minimieren.

3. Feuchtigkeit: Halten Sie die Haut gut hydratisiert, um die Gesundheit der Haut zu fördern und die Pigmente zu schützen.

Warnsignale

1. Infektionszeichen: Rötung, Schwellung, Eiterbildung oder starke Schmerzen können Anzeichen einer Infektion sein. Suchen Sie in solchen Fällen sofort einen Arzt auf.

2. Allergische Reaktionen: Juckreiz, Hautausschlag oder ungewöhnliche Reaktionen sollten ebenfalls von einem Arzt beurteilt werden.

Diese Pflegehinweise helfen Ihren Kunden, eine schnelle Heilung zu gewährleisten und das bestmögliche Ergebnis ihrer Permanent Make-up-Behandlung zu erzielen. Stellen Sie sicher, dass Sie diese Anweisungen klar und deutlich vermitteln und für eventuelle Rückfragen zur Verfügung stehen.

8. Kundenkommunikation und Beratung

Umgang mit Kunden

- Professionalität: Höflichkeit und Respekt gegenüber den Kunden

- Vertrauensaufbau: Transparente und ehrliche Kommunikation

- Feedback: Aufnahme und Umsetzung von Kundenwünschen und -kritik

Aufklärung und Erwartungen

- Realistische Erwartungen: Vermittlung realistischer Ergebnisse

- Risiken und Nebenwirkungen: Aufklärung über mögliche Komplikationen

- Langzeitergebnisse: Information über die Haltbarkeit und eventuelle Auffrischungen

Nachsorgetipps und Problemlösungen

- Pflegeprodukte: Empfehlung geeigneter Produkte für die Nachsorge

- Problemerkennung: Früherkennung und Behandlung von Komplikationen

- Support: Ansprechpartner für Fragen und Sorgen der Kunden

9. Marketing und Geschäftsentwicklung

Aufbau eines Kundenstamms

- Mundpropaganda: Zufriedene Kunden als Werbeträger

- Netzwerk: Zusammenarbeit mit Kosmetikstudios und Friseuren

- Events: Teilnahme an Messen und Fachveranstaltungen

Online-Marketing und Social Media

- Website: Professionelle Präsentation der Dienstleistungen

- Social Media: Nutzung von Plattformen wie Instagram und Facebook

- Kundenbewertungen: Positive Online-Rezensionen fördern

Rechtliche Aspekte und Versicherung

- Lizenzierung: Erfüllung der gesetzlichen Anforderungen
- Versicherung: Berufshaftpflichtversicherung zum Schutz vor Schäden
- Datenschutz: Einhaltung der DSGVO-Richtlinien

10. Praxisbeispiele und Übungen

Übungsblätter und Skizzen

- Vorlagen: Übungsbögen für verschiedene Techniken
- Skizzen: Beispielhafte Entwürfe zur Inspiration

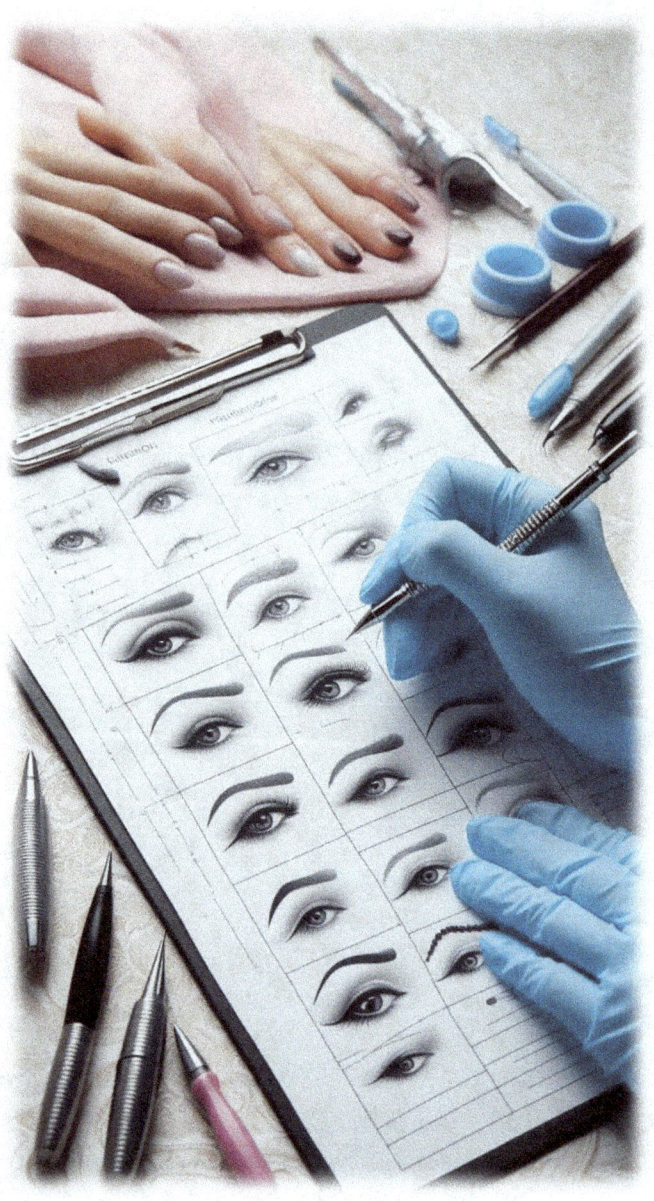

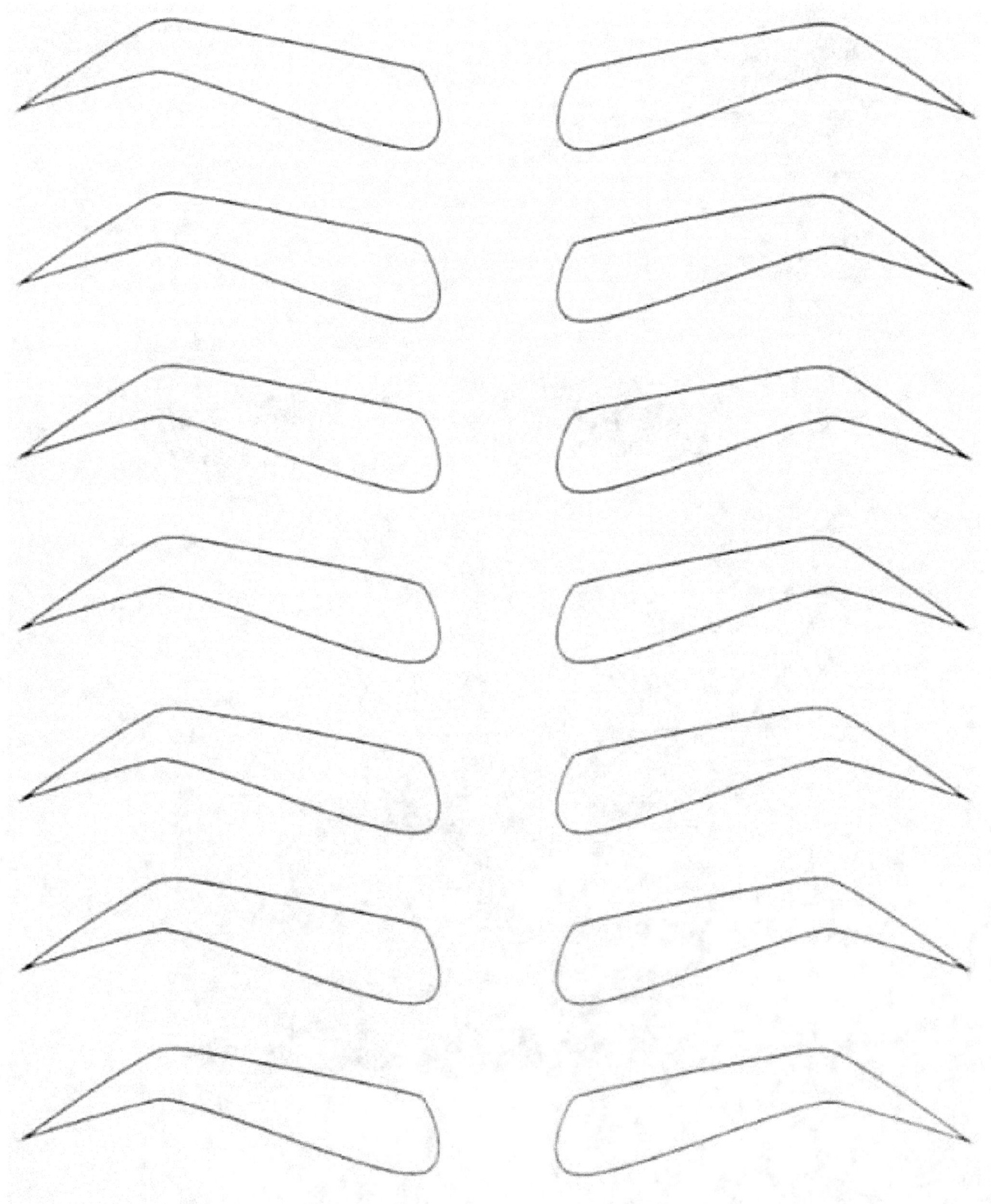

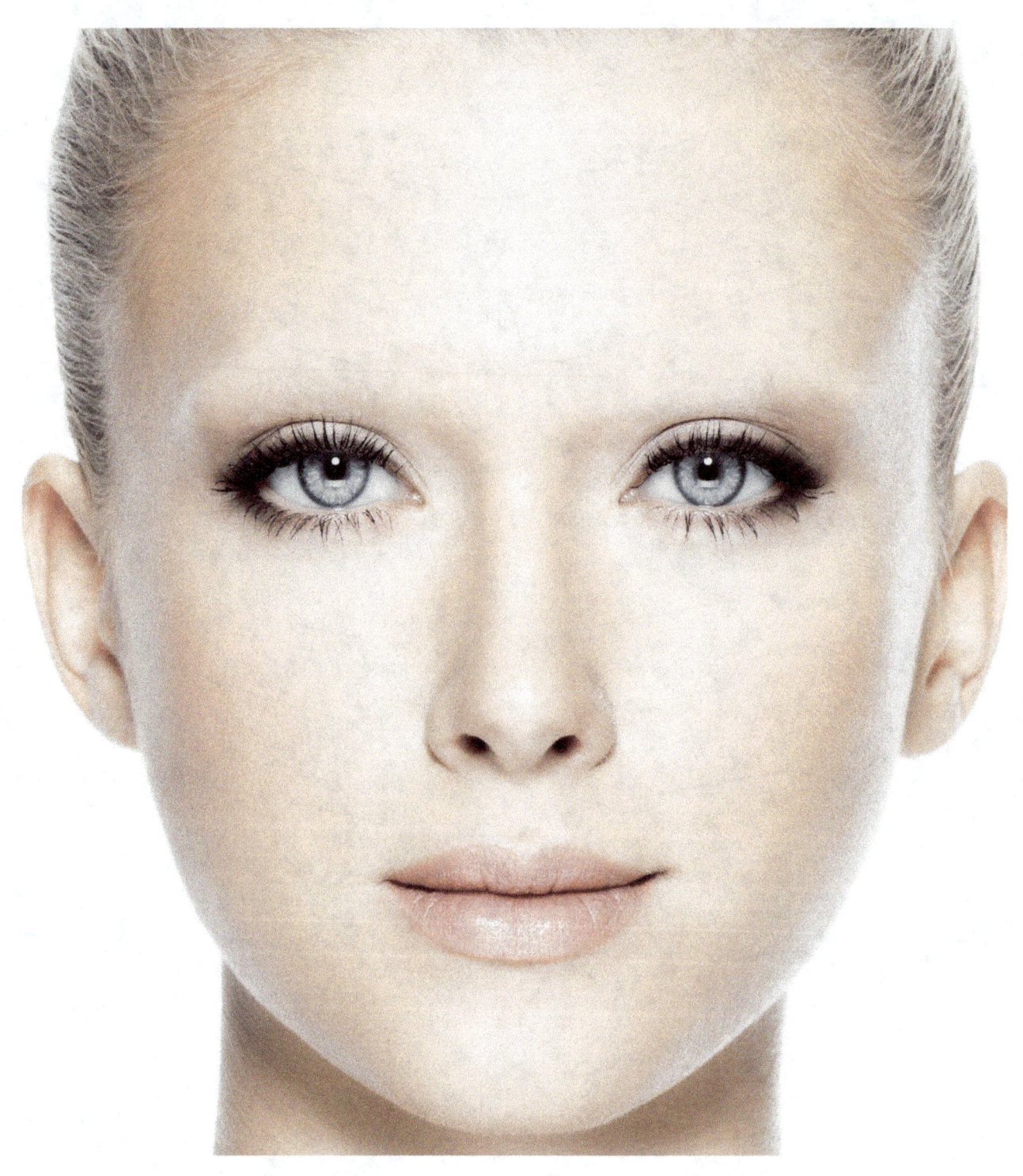

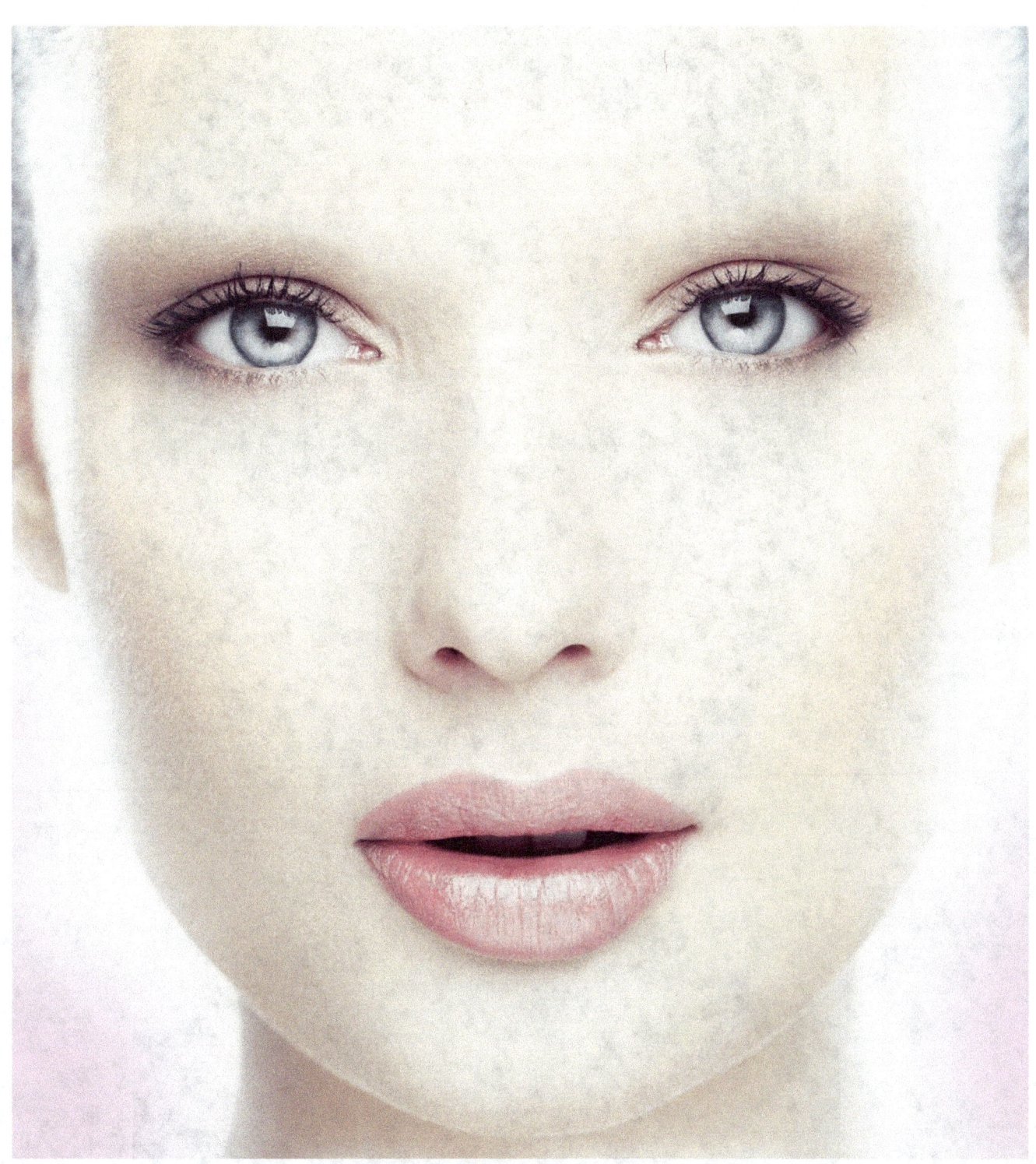

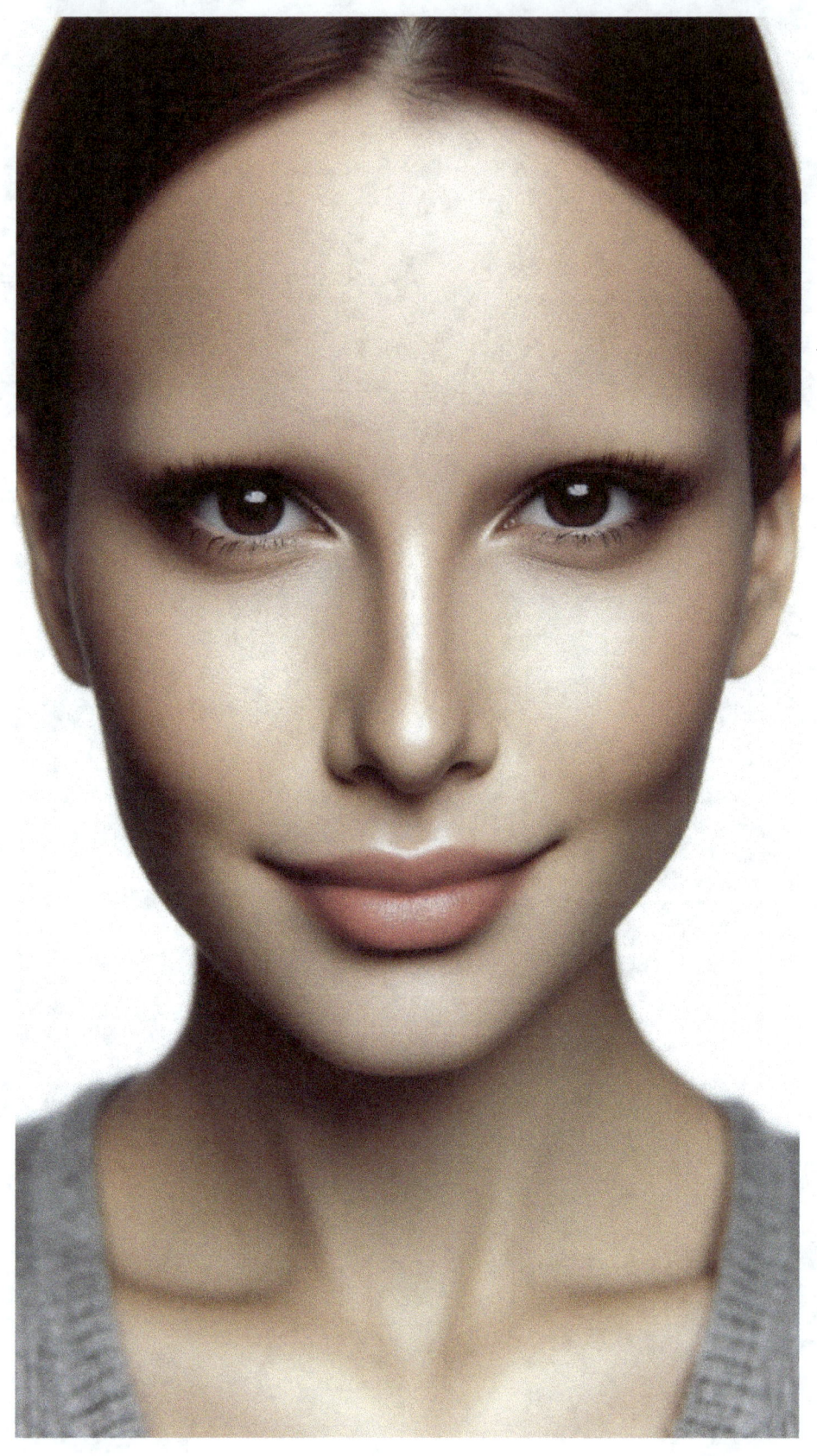

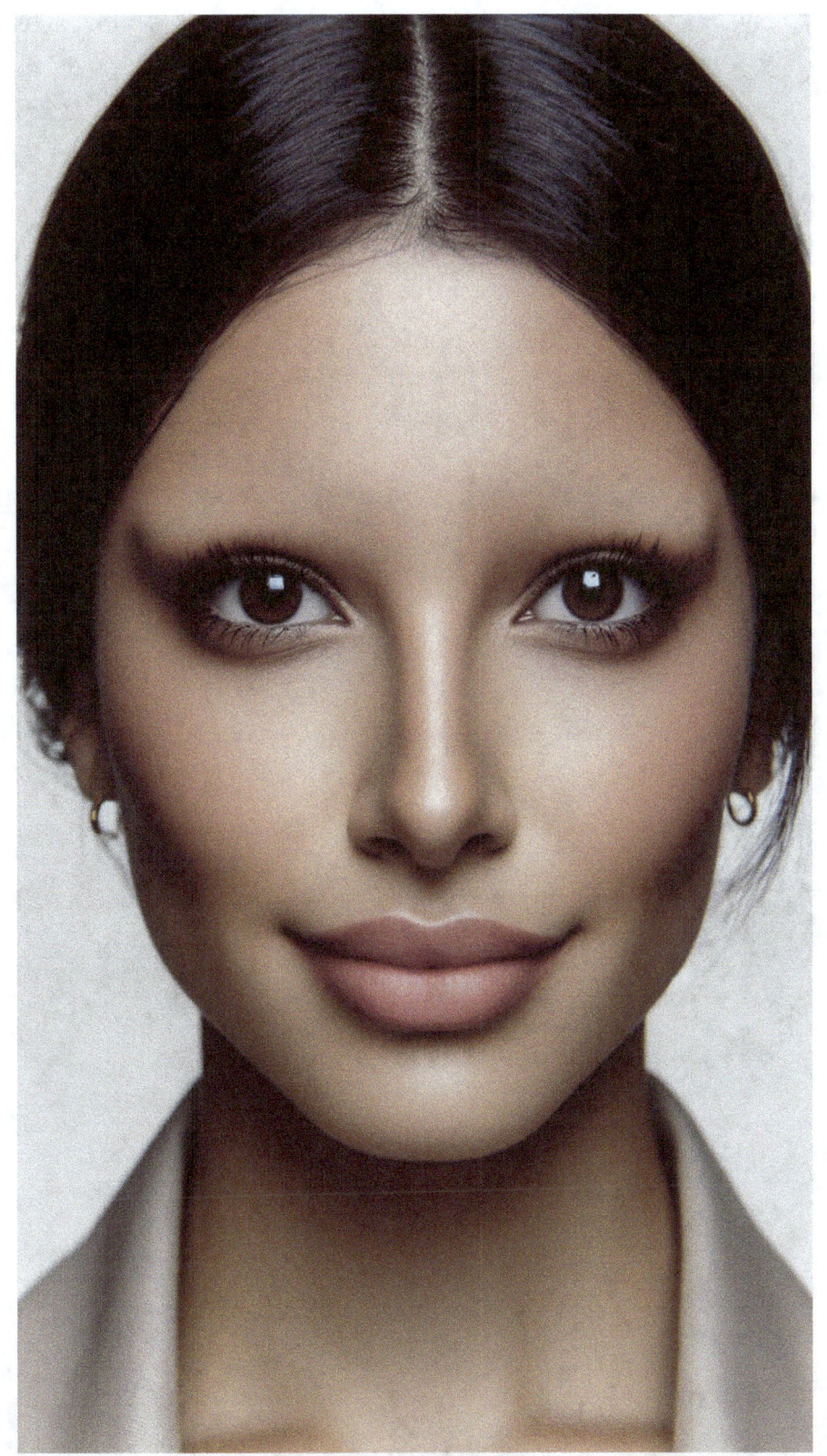

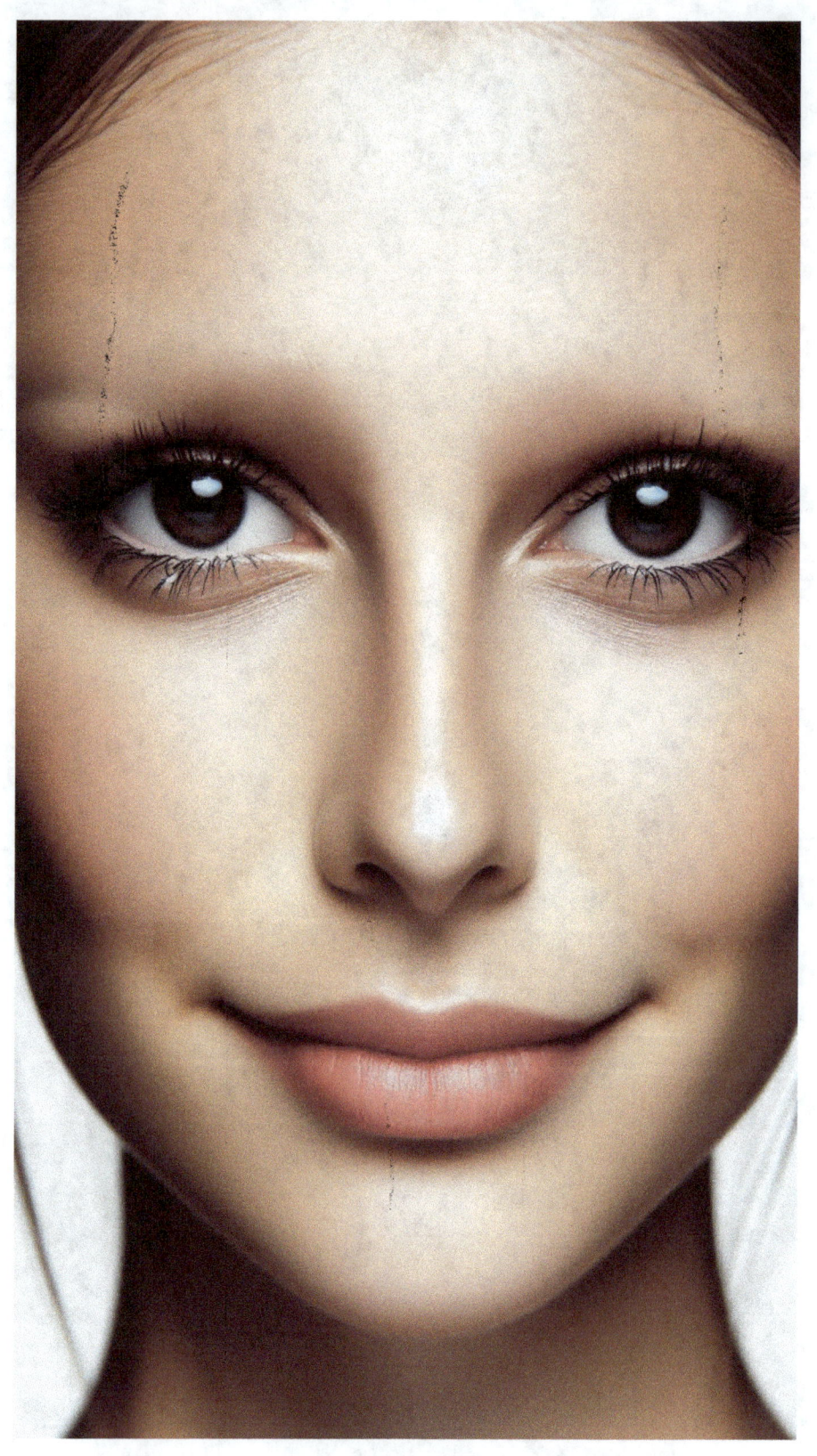

Brow Mapping

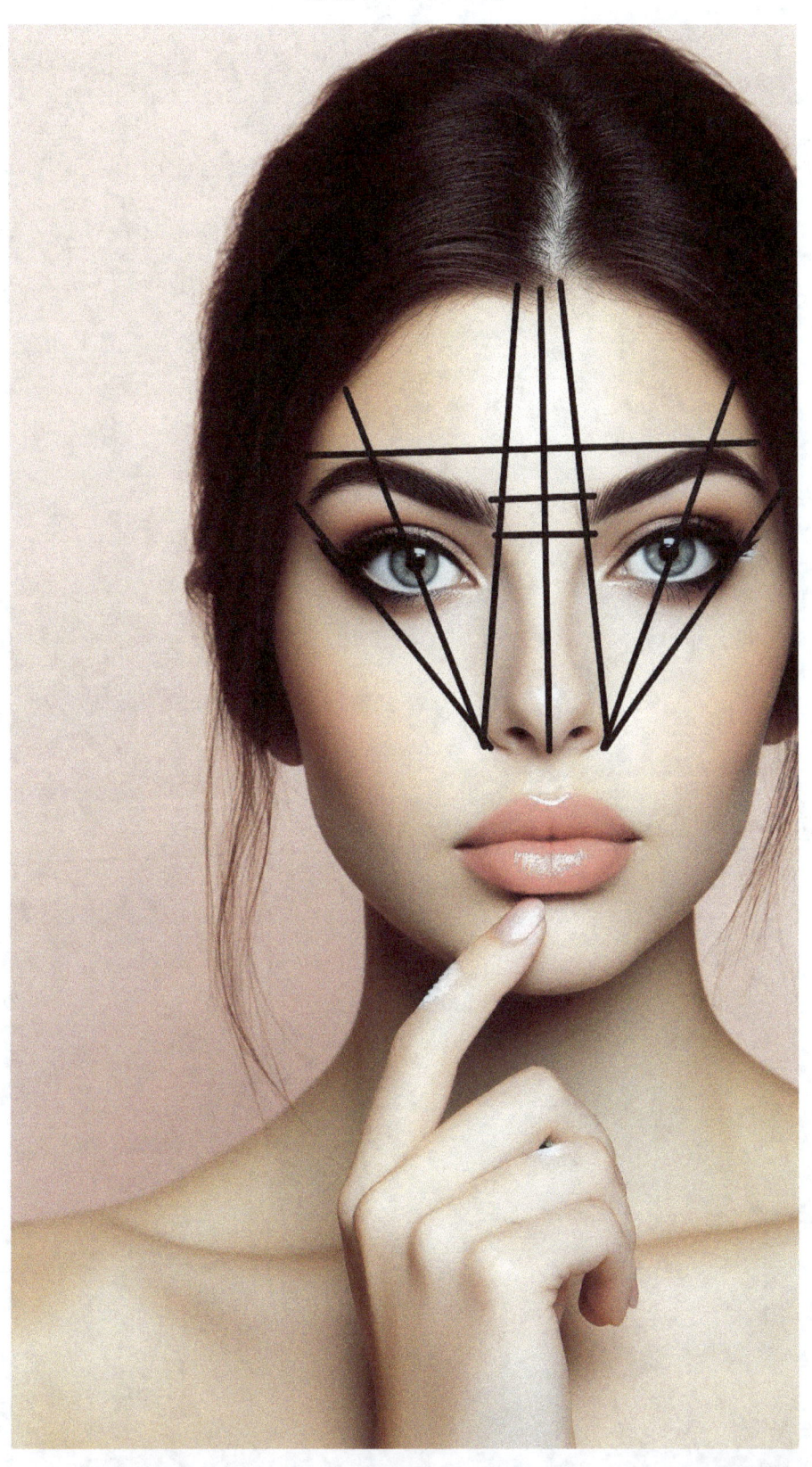

Fazit

Permanent Make-up ist eine Kunst und eine Wissenschaft zugleich. Es erfordert Geschick, Präzision und ein tiefes Verständnis für die menschliche Haut. Mit diesem Schulungsbuch als Leitfaden bist du gut gerüstet, um die Welt des Permanent Make-up erfolgreich zu betreten und deine Kunden zufrieden zu stellen.

HINWEISE ZUR WEITERVERBREITUNG UND NUTZUNG DIESES SCHULUNGSBUCHS:

1. Urheberrecht: Dieses Schulungsbuch ist urheberrechtlich geschützt. Alle Rechte vorbehalten. Die Vervielfältigung, Verbreitung oder Veränderung dieses Buches oder von Teilen davon ohne ausdrückliche Genehmigung des Autors ist untersagt.

2. Private Nutzung: Dieses Buch darf für den persönlichen Gebrauch oder im Rahmen von Schulungen und Fortbildungen innerhalb Ihrer Organisation genutzt werden. Eine Vervielfältigung für diese Zwecke ist gestattet, solange keine kommerziellen Interessen verfolgt werden.

3. Bildungseinrichtungen: Schulen, Universitäten und andere Bildungseinrichtungen dürfen dieses Buch im Rahmen ihres Lehrplans nur mit ausdrücklicher Genehmigung des Autors verwenden und kopieren, sofern dies nicht zu kommerziellen Zwecken erfolgt.

4. Weitergabe an Dritte: Die Weitergabe von Kopien dieses Buches an Dritte ist nur unter den folgenden Bedingungen erlaubt:
    - Es wird keine Gebühr erhoben.
    - Der Inhalt bleibt unverändert.
    - Diese Hinweise zur Weiterverbreitung sind in jeder Kopie enthalten.

5. Elektronische Verbreitung: Das Bereitstellen dieses Buches auf Webseiten, in Foren oder anderen elektronischen Plattformen ist nur mit ausdrücklicher Genehmigung des Autors erlaubt. Dies schließt das Hochladen auf kommerzielle Plattformen ohne Zustimmung ein.

6. Zitate und Auszüge: Kurze Zitate und Auszüge aus diesem Buch dürfen unter Angabe der Quelle und des Autors verwendet werden, sofern dies im Rahmen des Zitatrechts geschieht und keine kommerziellen Zwecke verfolgt werden.

7. Anfragen zur Nutzung: Für Anfragen zur kommerziellen Nutzung oder zur Erteilung von Nutzungslizenzen kontaktieren Sie bitte den Autor.

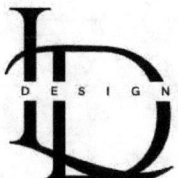

Laura Dorsch
Staatl. anerkannte Kosmetikerin und Permanent Make-up Artist

NOTIZEN

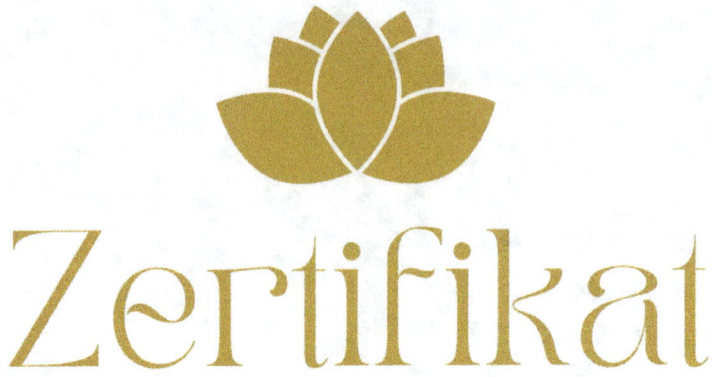

Zertifikat

über die erfolgreiche
Grundausbildung zum
Permanent Make-up Artist

Hiermit bestätige ich

_____

die Teilnahme am Grundkurs.

_____

Unterschrift
Ausbilder

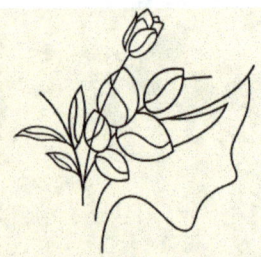

www.ingramcontent.com/pod-product-compliance
Lightning Source LLC
Chambersburg PA
CBHW082239220526
45479CB00005B/1284